Côlon Irritable

Découvrez dès maintenant comment mieux profiter de la vie

ERIC TAIRIN

Ce livre ne peut être dupliqué, redistribué, ou vendu sans la permission écrite de l'auteur.

L'auteur et l'éditeur ont utilisé leurs meilleurs efforts dans la préparation de ce rapport. L'auteur et l'éditeur ne font aucune garantie (expresse ou implicite) quant à l'exactitude, l'applicabilité, l'aptitude ou l'exhaustivité du contenu de ce rapport. Les informations contenues dans ce rapport sont strictement à des fins éducatives. Par conséquent, si vous souhaitez appliquer les idées contenues dans ce rapport, vous prenez l'entière responsabilité de vos actes.

Bien que tous les efforts aient été faits pour présenter ce produit et son potentiel, il n'existe aucune garantie que vous vous améliorerez d'une façon ou d'une autre en utilisant les techniques et idées décrites dans ce livre. Les exemples de ce livre ne doivent pas être interprétés comme garantie ou promesse de quoi que ce soit. L'aide et l'amélioration personnelle dépendent entièrement de la personne qui emploie ce produit, ces idées et techniques. Votre niveau d'amélioration pour atteindre les résultats que vous désirez dépend du temps que vous consacrez aux idées, aux techniques, aux connaissances et compétences diverses ici mentionnées. Puisque différents facteurs varient selon les individus, nous ne pouvons pas garantir votre niveau de succès ou d'amélioration. Ni ne sommes responsable d'aucune de vos actions. Beaucoup de facteurs seront importants pour déterminer vos résultats réels.

L'auteur et l'éditeur ne peuvent en aucun cas être tenus pour responsables de tout dommage direct, indirect, punitif, spécial, accessoire ou autres dommages indirects résultant directement ou indirectement de l'utilisation de ce livre, qui est fourni "tel quel", et sans garantie.

DU MEME AUTEUR

- Troubles Bipolaires : Mieux les connaître pour mieux se débarrasser de ces souffrances, 2014.

- Relations Incomprises : Découvrez l'âme des autres et exprimez votre charisme avec la gestuelle, 2014.

- Syndrome de Fatigue Chronique : Faire face et guérir au plus tôt, 2014.

- Vaincre l'insomnie : Trouvez rapidement un sommeil reposant, 2015.

Tous ces livres sont disponibles en version imprimée et électronique.

D'AUTEUR ASSOCIE

Livres de l'auteur associé Philippe Brioud :

- Guide pratique comment maigrir sans régime et sans sport, perdre du poids rapidement et durablement. Méthode simple et alimentation naturelle pour votre perte de poids; 2016.

- Comment atténuer ses crises d'angoisse et son anxiété puis s'en affranchir; 2013.

Quelques commentaires de lecteurs :
Note 4/5: "Livre Excellent. Bien écris .A pratiquer"
Note 5/5: "Excellent Merci pour les conseils ils sont très efficaces !"
Note 4/5: "Très bonne lecture.
Agréable à lire. Je me suis retrouvée dans les crises d angoisse décrites dans ce livre. Ce qui m à fait réaliser que je n étais pas seule à les vivre et que je pouvais m en sortir avec quelques techniques de vie pour regagner la confiance en moi qui me manquait. Je recommande ce livre simple pour une prise de conscience de ce qu est l angoisse dans nos vies. Bonne lecture à vous. Simple mais utile."

Tous ces livres sont disponibles en version imprimée et électronique.

TABLE DES MATIÈRES

INTRODUCTION

Le Syndrome du Côlon Irritable, également connu sous le nom de SCI, est un trouble digestif se caractérisant par un mauvais fonctionnement des intestins et provoquant des douleurs abdominales récurrentes. Si vous avez été diagnostiqué, vous devez vraiment trouver de l'aide pour soulager les symptômes auxquels vous faites face. Si vous n'avez pas encore été diagnostiqué, il est temps d'envisager une visite chez le médecin si vous sentez que ces symptômes vous sont familiers.

Le problème est que beaucoup de médications sont dangereuses et possèdent de sévères effets secondaires. Existe-t-il une manière saine de gérer les symptômes du SCI ? Comment continuer votre vie quotidienne sans avoir à vous soucier de ces symptômes ?

Le plus difficile pour les personnes qui souffrent de SCI est de parler de leur maladie. Il est vrai que parler de ses intestins n'est pas quelque chose de facile.

La bonne nouvelle est qu'il existe quelques moyens efficaces qui vous aideront à soulager la douleur et l'inconfort. Dans ce livre, vous apprendrez comment gérer les symptômes du SCI qui, jusqu'à présent, semblent contrôler votre vie.

CHAPITRE 1 :
QU'EST-CE QUE LE SYNDROME DU COLON IRRITABLE ?

Le syndrome du côlon irritable est un trouble dont personne n'aime parler, mais la plupart de ceux qui en sont affectés, ont besoin d'en entendre parler.

C'est le trouble intestinal le plus commun. La maladie affecte environ 50% de ceux qui rendent visite au gastroentérologue chaque année. Même si vous n'y êtes toujours pas allé, il est probable qu'à un certain moment, vous voudrez lui rendre visite.

La maladie vous cause probablement beaucoup de douleurs et d'inconfort. Pour cette raison, il est impératif d'apprendre tout ce que vous pouvez au sujet du syndrome du côlon irritable, tout comme la manière de le soulager. C'est ce que nous nous proposons de faire ici. Mais avant de savoir comment le soulager, vous devez savoir ce que c'est.

Qu'est-ce que c'est ?

Le SCI est également connu sous le nom de colopathie fonctionnelle. Avec cette maladie, les individus ressentiront des douleurs dans l'abdomen. La douleur est causée par un mauvais fonctionnement des intestins. En plus de la douleur, vous pourrez également faire l'expérience de changements des habitudes normales des intestins. Néanmoins, sachez que le SCI ne cause pas de maladies graves (tel un cancer des intestins par exemple).

Symptômes du SCI

Beaucoup de symptômes peuvent être attribués au syndrome du côlon irritable. Les connaître peut aider, vous et votre médecin, à définir ce qui ne va pas. Souvent, les symptômes du SCI peuvent ressembler à ceux d'intestins normaux, mais en fait, il peut y avoir des problèmes additionnels cachés.

Les symptômes les plus fréquents incluent :

-·Douleur dans le bas ventre
-·Ballonnements
-·Douleur soulagée par la défécation

DECOUVREZ DES MAINTENANT COMMENT MIEUX PROFITER DE LA VIE

Si vous souffrez de n'importe lequel de ces symptômes, vous devriez consulter votre médecin, spécialement s'ils sont récurrents.

Les symptômes que vous pourriez expérimenter peuvent apparaître comme une diarrhée ou même une constipation. Chez certains individus, ils passent d'un extrême à l'autre. Un changement dans les selles est souvent un symptôme de SCI.

Beaucoup pensent que ceux qui souffrent d'autres maladies sont plus à même de faire l'expérience de SCI. Ces maladies sont le syndrome de fatigue chronique, le stress, les douleurs pelviennes chroniques et la fibromyalgie.

Certains médecins ont découvert qu'il existe un lien entre le syndrome du côlon irritable et certaines maladies mentales (mais cela ne signifie pas que c'est nécessairement votre cas bien entendu). Ils lient le SCI à des composants neurologiques et psychologiques.

Et certaines conditions peuvent le faire empirer. Par exemple, les menstruations aggravent le SCI ou rendent les symptômes plus prononcés.

Que faire avant tout

Si vous pensez que vous souffrez du syndrome du côlon irritable, il est impératif de faire tout votre possible pour vous soulager. La première étape est d'être diagnostiqué par votre médecin.

La majorité des médecins seront en mesure de vous fournir les tests et évaluations nécessaires. Votre médecin voudra suivre les mouvements de vos intestins sur une période de temps donnée tout en surveillant les autres maladies.

Il fera attention à plusieurs choses.

1. Êtes-vous soulagé de la douleur après défécation ?
2. Lorsque vous vous sentez ainsi, y a-t-il un changement de la fréquence où vous allez aux toilettes ?
3. Lorsque vous ressentez cette douleur, y a-t-il un changement dans la forme ou l'apparence de vos selles ?

Ensuite, il évaluera les différentes réponses à ce qui est considéré comme étant normal.

-·Il est considéré anormal d'avoir plus de trois mouvements intestinaux par jour, ou moins de trois mouvements par semaine.

-·Il est considéré anormal d'avoir des selles dures et grumeleuses ou des selles très molles et aqueuses.

-·Il est considéré anormal de faire des efforts ou d'avoir un besoin urgent d'aller aux toilettes et de ne pas être en mesure de terminer complètement.

-·N'importe quel signe de mucus est anormal.

-·En plus, il est anormal d'avoir une sensation de douleur dans l'abdomen ou d'avoir la sensation d'être ballonné.

Même avec tout ce dépistage, votre médecin procèdera certainement à un test sanguin.

Enfin, votre médecin vous examinera des pieds à la tête. L'examen aura pour but de déterminer des maladies physiques et de définir s'il est possible que quelque chose en plus du syndrome du côlon irritable soit à blâmer pour la douleur.

Lorsque ce n'est pas le SCI

Votre médecin pourrait découvrir que vous avez des symptômes qui ne sont pas présents dans le syndrome du côlon irritable. Ces symptômes peuvent inclure du sang dans les selles, une perte de poids, de la fièvre ou des douleurs qui vous réveillent la nuit. Ces signes indiquent peut-être autre chose que le SCI.

Où réside la vérité ?

Malheureusement, il n'existe aucune cause connue pour le syndrome du côlon irritable. Beaucoup de ceux qui en souffrent n'ont pas d'autres malades dans la famille. Peut-être que la raison est que personne n'en parle ou que le SCI n'est pas héréditaire.

Par ailleurs, on a pu constater le SCI chez certaines personnes suite à une infection gastro-intestinale, une intoxication alimentaire, la diarrhée des voyageurs, une chirurgie, un changement apporté au régime alimentaire ou l'utilisation d'antibiotiques ou de nouveaux médicaments. Chez d'autres personnes, ça sera un déséquilibre des bactéries intestinales ou une fluctuation du niveau hormonal, un changement des signaux qu'envoie le système immunitaire à la paroi digestive ou aux neurotransmetteurs (substances chimiques cérébrales). On s'intéresse actuellement beaucoup aux modifications possibles du nombre ou du type de bactéries intestinales, mais le rôle précis que cela peut jouer dans le SCI n'est pas encore connu.

Toutefois, certaines choses sont connues au sujet du SCI, et peuvent vous aider à trouver une

DECOUVREZ DES MAINTENANT COMMENT MIEUX PROFITER DE LA VIE

solution réelle pour mettre fin à votre douleur et à votre inconfort. Nous possédons en fait, une bonne connaissance de la manière dont le SCI nous affecte et ce que nous devons faire pour le stopper.

CHAPITRE 2 :
VU D'ENSEMBLE DES TRAITEMENTS

Le syndrome du côlon irritable n'est pas une maladie possédant un taux de guérison de 100%. Dans la plupart des cas, votre médecin et vous travaillerez ensemble pour déterminer la meilleure manière de combattre et de gérer les symptômes. La cause n'étant pas connue, il n'y a pas grand chose à faire pour éliminer la douleur et l'inconfort une fois pour toutes.

Une chose à noter est que le syndrome n'est pas une maladie progressive. Il ne met pas en danger la vie de ceux qui en souffrent. Il n'y a pas de raison de croire que vous ne pouvez pas obtenir de l'aide et que vous devez continuer à souffrir du SCI.

Beaucoup de choses peuvent aider à améliorer la qualité de votre vie en traitant les symptômes. C'est ce que nous allons vous fournir ici.

Comment gérer le SCI

Il existe des médicaments, des remèdes de grand-mères et d'autres choses que vous devrez faire pour aider à arrêter la douleur.

Dans la plupart des cas, vous serez soulagé en mettant en pratique un seul de ces types de traitements disponibles. Mais beaucoup de ceux qui souffrent du SCI envisageront de faire plus que simplement ajouter un traitement à leur régime. En conservant un œil sur plusieurs facteurs clés, vous pourrez tirer bon nombre de bénéfices pour des problèmes de santé liés.

Traitements à considérer

Plusieurs types de traitements peuvent être utilisés pour soulager le syndrome du côlon irritable. Au cours des chapitres suivants, nous entrerons plus en détail dans chacun d'entre eux pour que vous puissiez les adapter à votre style de vie et trouver le soulagement dont vous avez besoin.

- · Soulagement du stress
- · Votre régime alimentaire
- · Prévention de la maladie

- Mesures pour prendre soin de soi
- Faire face à la maladie
- Médicaments prescrits
- Médications alternatives disponibles
- Traitements complémentaires

Chacune de ces voies est quelque chose que vous devrez envisager avec soin si vous souhaitez surmonter le SCI. En plus de cela, la sévérité de votre maladie devra être prise en compte.

Ceux qui souffrent des cas les plus extrêmes auront besoin de plus d'aide. Votre traitement devrait être basé sur la sévérité de votre maladie. En fait, le traitement pour un cas modéré de SCI ne sera pas assez pour ceux qui souffrent de symptômes sévères. De la même manière, le traitement pour un SCI sévère ne sera pas bénéfique pour ceux qui souffrent d'une maladie modérée.

Qu'est-ce qui est quoi ?

Votre médecin travaillera avec vous pour diagnostiquer puis déterminer à quel point votre SCI est sévère. Pour chaque personne, cela signifiera écouter puis effectuer un suivi suite au diagnostic de votre médecin.

Mais vous pouvez en apprendre plus sur votre

condition en surveillant les niveaux par vous-même. Une fois le degré de souffrance connu, il existe une série d'outils disponibles faciles à utiliser.

Si vous souffrez d'un SCI léger, votre but sera de travailler sur la gestion des facteurs de stress et d'effectuer des changements de votre régime alimentaire ainsi que de votre style de vie général.

Pour ceux qui souffrent d'un SCI modéré, vous aurez besoin d'effectuer les changements évoqués ci-dessus, mais aussi de prendre un complément alimentaire en fibres, des médicaments anticholinergiques ou similaires (cela sert à diminuer les sécrétions de l'estomac) et si possible, des aides sans ordonnance.

Si vous avez une forme sévère de SCI, vous devrez suivre les conseils pour les formes légère et modérée. Mais, en plus, vous devrez parler d'autres médicaments avec votre médecin. Par exemple, des antidépresseurs ou d'autres types de médicaments.

Comment savoir ?

La plus grosse question que se posent la grande majorité des individus est : qui sait quoi faire ? La meilleure réponse est avant tout de rencontrer et parler avec votre médecin de famille. Si vous n'obtenez pas de réponses, vous pouvez travailler avec un spécialiste de ce domaine, le gastroentérologue.

Via une série de test, votre médecin vous aidera à comprendre totalement votre maladie, y compris la sévérité de vos symptômes. Une fois cela terminé, il vous aidera à effectuer les bons changements de style de vie et, dans la plupart des cas, il vous prescrira des médicaments.

Les recommandations d'un spécialiste sont de loin les meilleures. Il ou elle vous aidera en vous fournissant le traitement approprié à votre condition spécifique, et non pas aux symptômes les plus communs du syndrome du côlon irritable.

Mais il est logique de rester à jour et éduqué au sujet de ce qui se passe dans le monde du SCI. Lorsque vous serez en mesure de faire cela en toute sécurité, vous trouverez le soulagement dont vous avez besoin.

Dans les prochains chapitres, vous apprendrez diverses méthodes pour gérer votre maladie. Dans la majorité des cas, vous effectuerez les changements de style de vie nécessaires pour noter

DECOUVREZ DES MAINTENANT COMMENT MIEUX PROFITER DE LA
VIE

une différence significative dans la sévérité des symptômes ainsi que dans leur fréquence. Consacrez votre temps à améliorer votre style de vie et votre régime alimentaire et vous obtiendrez très certainement du soulagement.

Assurez-vous de discuter avec votre spécialiste au sujet des types de médications pouvant aider votre situation spécifique parce que tous ne sont pas appropriés à tout le monde.

CHAPITRE 3 :
LE STRESS EST UN FACTEUR

Une des premières choses que vous évoquerez avec votre médecin est le stress. C'est un facteur pouvant faire beaucoup de dégâts sur de nombreux aspects de votre santé, y compris en ce qui concerne le syndrome du côlon irritable.

Tout d'abord, ne commettez pas l'erreur de penser que le stress peut causer le SCI. Ce n'est pas le cas. Le stress apparaît généralement en raison d'un style de vie agité. Plus vous placez de stress sur votre corps, moins il est sain et en mesure de produire des réactions saines.

Rappelez-vous : nous ne connaissons pas les causes du SCI. Tout ce que nous faisons est traiter les symptômes qui en découlent. Mais, nous savons ce qui rend la maladie plus virulente, et le stress est un de ces facteurs.

DECOUVREZ DES MAINTENANT COMMENT MIEUX PROFITER DE LA VIE

Pourquoi le stress fait-il du mal

Les faits liant le stress et le SCI sont clairs. Pour une personne saine dans une situation idéale, le stress est contrôlé par le corps. Votre corps dispose d'un système d'inhibition de la douleur qui se déclenche lorsqu'il combat une douleur afin de vous aider à la surmonter.

Mais ce qui a été découvert chez les patients souffrant du SCI est que cette hypersensibilité ne disparaît pas. Votre corps ne déclenche pas le système d'inhibition de la douleur approprié et vous sentez que votre ventre vous fait mal.

Par exemple, la journée a été longue et stressante et vous êtes impatient de prendre un bon repas puis d'aller vous coucher. Si vous subissez des épisodes prolongés ou répétés de stress, vous noterez qu'il n'est pas si facile de se relaxer. Au contraire, vous rentrez à la maison et prenez votre repas. Peu importe ce que vous mangez pendant votre événement stressant ou après, vous aurez d'atroces douleurs dans le ventre.

Pour certains, ce serait un sentiment normal de satiété, mais pour ceux qui souffrent de SCI, ça fait mal. Votre corps n'éteint pas la fonction douleur comme le ferait un corps sain, ce qui fait que vous ressentez la douleur associée au fait de manger pendant ou après le stress.

Cela ne concerne pas uniquement la nourriture

Ne pensez pas que l'unique raison amenant des douleurs est la nourriture. En fait, plusieurs études prouvent le contraire. Par exemple, votre corps éprouve une réponse émotionnelle normale à une situation. Chez certains, les réactions émotionnelles ne sont pas strictement émotionnelles. Le corps réagit de bien des manières.

Si vous avez peur, si vous êtes nerveux ou triste, votre corps réagit tout autant physiquement qu'émotionnellement. Votre cœur bat la chamade. Vos mains suent. Vous avez besoin d'aller aux toilettes. Vous pourriez même avoir des nœuds dans l'estomac.

Chez les patients souffrant de SCI, ces symptômes sont plus intenses en ce qui concerne la douleur stomacale. Nous savons que le corps réagit aux sentiments et que des situations stressantes amènent des douleurs prononcées dans les parois de l'estomac. Votre ventre peut vous faire mal jusqu'à ce que cela devienne très gênant.

Dans ces exemples, vous pouvez voir que quelle que soit la situation stressante, elle joue un rôle et rend vos symptômes très inhabituels. En fait, votre SCI est aggravé par ces conditions.

Pour cette raison, éviter les situations stressantes peut être utile pour réduire le nombre d'épisodes douloureux.

La question est : comment faire pour éviter tous les événements stressants de votre vie ?

Souvenez-vous qu'éviter les situations stressantes ne sera pas suffisant pour stopper le SCI, mais permettra de faire baisser les réactions du corps. Pour rendre une réaction moins sévère, vous aurez besoin d'éviter le stress et de faire les choses nécessaires pour soulager le stress auquel vous faites face.

Ainsi, vous pourrez éviter les pires situations du SCI. La question est : comment réaliser cela ?

Supprimer le stress

Sans aucun doute, supprimer le stress de votre style de vie sera un défi. Et sans aucun doute, chacun d'entre nous doit faire face à des situations stressantes, peu importe ce que nous faisons pour les éviter. Mais il n'est pas uniquement question de les éviter.

S'efforcer de supprimer le stress aidera votre SCI à trouver moins de raison d'agir. En fait, c'est emmagasiner le stress dans votre corps qui fait réagir le SCI, pas nécessairement une ou deux situations stressantes. Même si un cas extrême sera assez pour provoquer une réaction.

Voici quelques-unes des meilleures manières pour supprimer le stress de votre vie.

Fuir : Bien entendu, la meilleure chose à faire est d'éviter les situations qui sont toujours stressantes. Si votre travail vous fait perdre le sommeil ou vous fait énormément de souci, cela mènera à des réactions du SCI. Puisque votre travail est une chose continue, le stress s'accumule et crée des réactions permanentes. Dans des situations telles que celles-ci, la seule chose à faire est, si possible, de trouver un moyen de soulager cette cause constante de stress.

Exercice : Croyez-le ou non, votre corps peut se relaxer et tirer des bénéfices de l'exercice physique. C'est un excellent moyen de réduire le stress dans votre corps. Essayez de marcher chaque jour après le dîner, ou inscrivez-vous au club de gym du coin ou faites des longueurs à la piscine. Pratiquer une activité physique offre bien plus que simplement rester en forme. Cela permet également de stimuler le cerveau, ce qui à son tour, aide votre corps à réduire la charge de stress.

Méditation : Pour certains, la méditation est un bon moyen de soulager le stress. Se concentrer sur les bonnes choses au lieu de toujours se soucier des mauvaises est parfait pour apaiser les événements stressants. Si vous pensez que la méditation n'est pas appropriée pour vous, essayez le yoga. Cela combinera à la fois méditation et exercice pour fournir un moyen de soulager le stress dans votre corps, mais aussi votre esprit.

Divertissez-vous : Même lorsque les choses vont vraiment mal, votre esprit doit se concentrer sur des choses salutaires. Si vous pouvez sortir avec des amis ou vous divertir, cela vous aidera à chasser le stress. Tout le monde a besoin de trouver des choses à faire pour se libérer du stress.

Reposez-vous assez : Une partie très importante pour lutter contre le stress est de faire attention à vos besoins physiques. Dormir n'est pas une option, mais une obligation, pour être en bonne santé. Dormir assez longtemps pour se sentir reposé en se réveillant permet de surmonter le stress à mesure qu'il survient pendant la journée.

Réduire le stress est un excellent moyen pour aider à éviter le syndrome du côlon irritable. Sans aucun doute, posséder une bonne condition physique et émotionnelle vous permettra de vous sentir mieux et de passer la journée sans souffrir des symptômes du SCI.

Utilisez ces méthodes pour vous aider à réduire les charges de stress. Gardez à l'esprit qu'il y a beaucoup d'autres moyens de réduire le stress. Vous avez juste besoin de conserver un environnement de vie sain. Si vous ne prenez pas le temps de réduire et d'éviter le stress dans votre vie quotidienne, le SCI en sera un facteur permanent.

Souvenez-vous que le stress n'est pas la seule chose à laquelle vous devez penser. Couplez la réduction ou l'élimination du stress avec d'autres facteurs et vous serez rapidement récompensé.

CHAPITRE 4 :
LE ROLE DE VOTRE REGIME
ALIMENTAIRE DANS LE SCI

Comme le stress, votre régime alimentaire n'est pas la cause du SCI. Même si beaucoup de gens pensent que cette maladie est apparue parce qu'ils ont consommé des aliments malsains, ce n'est pas vrai. Cependant, il est bien connu que les aliments peuvent contribuer à aggraver le syndrome du côlon irritable.

Le problème est double avec la nourriture. Premièrement, vous corps peut réagir à certains aliments de manière plus forte que la normale. De plus, avec le SCI, le corps éprouve des niveaux de réaction et de sensibilité intestinale accrus. Le simple fait de manger peut faire que les symptômes du SCI apparaissent. Il est possible qu'aucun aliment spécifique n'en soit la cause, mais que ce soit simplement une réaction excessive à la nourriture.

Les problèmes avec la nourriture

La première chose sur laquelle travailler est le simple fait de contrôler ce que vous mangez. En fait, vous avez le contrôle de la manière dont votre corps réagit par rapport aux symptômes du SCI. Certains des aliments qui sont problématiques pour le SCI sont les fritures, l'alcool, la caféine et les aliments riches en graisse. En plus de cela, lorsque trop de nourriture est consommée en une seule fois, les problèmes peuvent également survenir.

La diarrhée et les crampes d'estomac peuvent être causées par des types spécifiques de sucres qui ne peuvent pas être totalement digérés par les intestins. Cela inclut le sorbitol, qui est un édulcorant contenu dans les aliments diététiques, les sucres dans les chewing-gums, les sucres dans les bonbons et le fructose. La consommation de ces sucres mènera à l'impossibilité, pour les intestins, de les absorber correctement et conduira à la diarrhée.

Les symptômes du gaz peuvent être amenés par certains aliments. Par exemple, les haricots, les légumineuses, le chou-fleur, les lentilles, les choux de Bruxelles, les oignons, les bagels, le chou et les brocolis peuvent tous conduire à des gaz plus intenses. Manger ce genre d'aliments peut conduire aux symptômes du SCI tels que les ballonnements et l'augmentation des gaz.

Avec ces aliments pouvant déclencher les symptômes du SCI, il est important de considérer la manière dont ils vous affectent. Il est essentiel de comprendre que ces aliments affectent chaque personne de manière différente. Ce qui vous affecte et crée d'intenses symptômes du SCI n'est pas la même chose et n'a pas les mêmes effets que ce qui affecte une autre personne. Pour cette raison, il est nécessaire que vous découvriez comment les aliments vous affectent.

Surveiller votre régime alimentaire

Le premier des pas à effectuer pour gérer votre SCI est de surveiller votre régime alimentaire. Même si vous pensez savoir ce que vous mangez, vous n'avez peut-être pas fait le lien entre votre régime et vos symptômes de SCI. L'objectif est d'apprendre ce qui aggrave vos symptômes.

Vous devriez suivre votre régime pendant deux ou trois semaines. Ce qui signifie mettre par écrit ce que vous mangez pendant au moins deux semaines entières. Vous pourriez aussi avoir besoin de surveiller la manière dont vous vous sentez avant et après ces repas tout comme ce que sont les symptômes éprouvés.

Un tableau de surveillance peut être ainsi fait :
Dans la première ligne, notez les aliments consommés le matin (premier case), au déjeuner (deuxième case) et le soir (troisième case). Sur une deuxième ligne, sous chaque case, notez les réactions notées après le repas (jusqu'à deux heures après). Faites cela pour chaque jour pendant trois semaines afin de discerner ce à quoi vous réagissez le plus et à quel moment de la journée.

Un tel tableau de surveillance vous aidera à traquer les aliments que vous consommer chaque jour et comment vous vous sentez avant et après chaque repas. En faisant cela, vous serez en mesure de voir que certains aliments semblent provoquer vos symptômes de SCI plus que d'autres.

Régimes d'exclusion

Au fur et à mesure que vous surveillerez votre apport alimentaire, vous découvrirez certainement des zones communes où certains aliments que vous consommez semblent causer des symptômes de SCI aggravés ou supplémentaires. Lorsque ce type d'aliments est découvert, et qu'il n'y a aucun doute que vous vous sentez mal après les avoir consommés, supprimez-les de votre régime.

Mais, si vous le faites en pensant que l'aliment cause le problème alors qu'il ne le fait pas, il n'y a aucune raison de le supprimer de votre régime. La partie difficile est de faire la différence.

Puisque le régime alimentaire a une telle importance pour définir à quel type de SCI il mènera, utilisez un tableau pour vous aider à traquer votre consommation et les symptômes éprouvés. Cela paie réellement. Mais avec cela vient l'inquiétude d'éliminer trop d'aliments de votre régime alimentaire.

La première inquiétude est que l'individu perd sa qualité de vie en ne consommant pas tous les aliments dont il a envie. Si aucun bénéfice positif ne survient dans votre style de vie, comme, par exemple, des symptômes du SCI diminués, vous n'en tirez aucun bienfait et n'avez aucune raison de vous limiter.

Les régimes d'exclusion peuvent également être un problème en-soi. Des individus qui suppriment trop de nutriments nécessaires de leurs régimes encourent des risques de santé.

Certains peuvent souffrir d'anémie, d'ostéoporose et même, en grande partie, souffrir de carences en vitamines et minéraux.

En plus de cela, les régimes qui exigent de supprimer des groupes entiers d'aliments, devraient être évités. Ce qui inclut les régimes supprimant toutes les graisses, toutes les protéines ou tous les glucides. Ce n'est tout simplement pas sain.

Si vous utilisez un régime d'exclusion pour vous aider à découvrir les aliments qui ne sont pas bons pour votre SCI, vous ne devriez le faire qu'avec l'aide de votre médecin et avec son assistance.

S'il existe de bonnes raisons pour vous ou pour votre médecin de penser qu'un aliment est derrière votre maladie à un niveau extrême, il effectuera des tests tels que la recherche d'allergies, une endoscopie intestinale et l'intolérance au lactose.

Il existe certaines conditions qui rendent votre corps intolérant à des aliments, ce qui peut faire que vous sentez plus facilement les symptômes du SCI. Grâce à des tests, votre médecin déterminera si vous souffrez également d'une de ces conditions.

Certaines qui sont communes avec le SCI sont :

- RGO, ou maladie du reflux gastro-œsophagien qui est le reflux chronique de gaz dans l'œsophage.

- La maladie cœliaque, qui est appelée entéropathie au gluten, est une maladie provoquant une réaction entre le gluten et les muscles intestinaux.

- L'intolérance au lactose fait que la digestion du lait est impossible.

-·Les allergies aux aliments sont une réponse de votre système immunitaire à l'aliment que vous mangez.

- La gastro-entérite éosinophile est une maladie rare dans laquelle une réaction à la nourriture fait que les globules blancs entrent dans le tractus gastro-intestinal et causent une maladie.

Grâce aux tests, votre médecin déterminera si vous souffrez d'une de ces maladies, qui peuvent aggraver les symptômes auxquels vous faites face avec les symptômes du syndrome du côlon irritable.

Surveillez votre consommation

En plus des types d'aliments que vous consommez, prenez également note de la quantité. Apprendre ce que sont des tailles de portions recommandées est essentiel pour le patient souffrant de SCI.

Avec le SCI, les symptômes peuvent survenir ou

être aggravés lorsque vous consommez trop de nourriture en une fois. La majorité des portions que nous consommons sont souvent bien trop grosses pour un seul repas. Non seulement cela contribue à un surpoids, mais cause également des problèmes digestifs.

Manger un repas complet et ressentir les symptômes du SCI immédiatement après est dû à la sensibilité accrue du corps. Parce que le corps ne met pas fin à la réaction de douleur comme il le devrait, vous pouvez éprouver des douleurs sévères lorsque vous mangez trop.

La question que beaucoup doivent donc se poser est : quelle est la quantité appropriée de nourriture ?

Une manière d'apprendre cela est d'utiliser les étiquettes des paquets. Apprenez combien de nourriture représente une portion. Les étiquettes rendent cela facile et vous permettent de servir des portions telles qu'indiquées. Par exemple, si le paquet dit qu'il comporte quatre portions, divisez le produit fini en quatre avant de vous servir.

Tailles de portions communes

Voici quelques-unes des portions que vous voudrez contrôler lorsqu'il est question de surveiller les symptômes du SCI. C'est un excellent moyen d'estimer combien vous devez manger.

Une tranche de pain représente une portion.

Pâte, riz ou pommes de terre : 125 g est une portion. Cela ressemble à la moitié d'une boule de billard.

Crêpes : Une crêpe est une portion et ressemble à un 45 tours vinyle.

Viandes : 85 g de volaille, bœuf, porc ou autre viande est une portion et est de la taille d'un jeu de cartes à jouer.

Poisson grillé ou cuit au four : 85 g est une portion et ressemblera à la taille d'un chèque.

Crème glacée : 125 g est une portion et ressemble à une demi-boule de billard.

Lait : 25 cl est une portion, soit de la taille de votre poing

Fromage : 50 g est une portion. Cela ressemble à quatre dés empilés.

Huiles utilisées pour cuisiner ou pour les salades : une portion est une cuillère à café, qui est la taille du bout de votre pouce.

Maintenant, observez ces tailles. Mangez-vous souvent la portion appropriée de viande ou de pâtes ? Combien de fois consommez-vous trop de ces aliments et vous retrouvez-vous face aux symptômes du syndrome du côlon irritable ?

Ce n'est pas assez !

Beaucoup auront une réaction de peur face à cette mesure de contrôle des portions, pensant que cette quantité de nourriture à l'intérieur d'une portion est incapable de les rassasier.

Certaines choses contribuent à définir combien manger. Oui, il faut consommer plus de certains aliments. Voici quelques facteurs qui jouent un rôle pour déterminer combien vous devez manger.

- Les hommes ont besoin de manger plus que les femmes en raison de leur taille et de leur masse musculaire.
- Ceux qui font plus de 30 minutes d'activité physique par jour ont besoin de quantités plus grandes pour compenser.
- Les enfants et les adolescents ont besoin de

consommer plus lorsqu'ils grandissent.

- Les personnes âgées peuvent avoir besoin de calories supplémentaires selon ce qu'ils font physiquement pendant la journée.

Comment savoir quelle quantité est bonne pour vous ? La meilleure manière de contrôler ce que vous devez consommer est simple. Demandez à votre médecin de famille combien de calories vous devez consommer par jour. Un homme physiquement actif devrait consommer environ 2200 calories par jour. La femme active physiquement devrait consommer environ 1800 calories par jour.

Astuces pour manger moins

Pensez-vous ne pas être en mesure de contrôler la quantité de ce que vous consommez ? Voici quelques excellentes astuces pour vous assurer que chaque bouchée compte, sans se faire de mal :

1. Faites attention à combien vous mangez. Ne vous asseyez pas avec une grosse assiette de nourriture.
2. Utilisez des assiettes à dessert plutôt que des assiettes plus larges. Elles ne permettront pas de trop servir. Elles permettent de feinter l'esprit.
3. Mangez lentement. Prenez le temps de savourer

chaque bouchée.

4. Au lieu d'amener tous les aliments sur la table, laissez les plats sur le comptoir ou dans la cuisine et ne venez à table qu'avec une assiette. Vous ne serez pas tentés par les restes.

5. Faites attention à combien de fois vous mangez. Consommez-vous plus que vous ne le pensez avec des en-cas ici et là ?

Ces astuces vous aideront à réduire la quantité de nourriture que vous consommez. Y faire attention aide à réduire la quantité et par conséquent, l'intensité des symptômes du SCI.

Trop se limiter

Savez-vous que vous pouvez endommager votre santé si vous vous limitez trop ? Il n'est pas nécessaire d'aller trop loin pour suivre un régime spécifique. Lorsque vous vous limitez trop, vous ne faites que programmer votre échec. Les régimes ou les plans trop stricts sont bien plus difficiles à suivre et à poursuivre.

En plus, certains de ces régimes réclament de remplacer des groupes entiers de nourriture. Ce qui en soi est inacceptable parce que cela limite la nutrition.

DECOUVREZ DES MAINTENANT COMMENT MIEUX PROFITER DE LA VIE

Au lieu de cela, considérerez quels aliments provoquent les symptômes sévères pour vous et limiter-les ou supprimer-les de votre régime. Sinon, un régime alimentaire équilibré est l'autre ingrédient nécessaire à un style de vie sain et ne devrait pas être restreint dans le processus.

Même de nos jours, il existe toujours des suggestions de régimes très stricts pour les patients souffrant de SCI. Il est déconseillé de les utiliser sauf si votre médecin vous en recommande un.

Les meilleures suggestions de régimes SCI

Tout revient à comprendre quels sont les meilleurs aliments possibles pour vous. Alors que chacun connaîtra des contrôles spécifiques supplémentaires, la majorité peut tirer bénéfice des changements suivants :

- Buvez au minimum 2 litres d'eau par jour, soit environ 8 verres.
- Consommez la bonne quantité de fibres (par exemple en accompagnant votre viande avec aussi des haricots verts, plutôt qu'avec uniquement des frites).
-·Réduisez la quantité d'aliments gras et frits dans votre régime alimentaire.

-·Au lieu de faire trois gros repas, faites-en six petits, mais sans en-cas.

- Supprimez les aliments contenant du fructose et du sorbitol ou limitez-les de manière stricte.

- Réduisez la quantité d'alcool et de caféine autant que possible.

Agir ainsi aidera à améliorer votre régime alimentaire et par conséquent, améliorera votre santé générale et réduira les symptômes du SCI.

Votre médecin peut avoir des directions plus détaillées et spécifiques. Suivez soigneusement ce qu'il vous conseille afin d'obtenir de meilleurs résultats.

Envisager les fibres

Lorsqu'il s'agit du SCI, les individus doivent gérer avec soin leur consommation de fibres. Trop de fibres provoquent la diarrhée, mais pas assez provoque la constipation. De quoi avez-vous besoin ?

La meilleure chose pour commencer est de consommer une grande variété de fibres. Vous devriez consommer des fibres provenant des fruits, de graines entières et des légumes. Ces ressources naturelles sont le meilleur moyen d'obtenir vos fibres.

Votre corps a besoin de fibres pour différentes raisons. Par exemple, le gaz produit par les fibres est nécessaire pour stimuler les muscles de votre côlon , mais également pour aider à amollir vos selles.

Mais, chez certains individus souffrant de SCI, cela conduit à bien des problèmes au cours du processus. Ajouter trop de fibres est habituellement la raison cachée derrière l'inconfort dans lequel vous vous trouvez. Pour cette raison, vous devriez commencer lentement à consommer des fibres supplémentaires, en surveillant combien vous en consommez chaque jour.

La meilleure façon de consommer ces compléments spécifiques en fibres est de consommer des aliments qui les contiennent, comme par exemples les agrumes, les graines de lin et les légumes.

Conclusion

Le résultat final est que les aliments que vous mangez, à la fois bons et mauvais, affectent la manière dont réagit votre corps. En découvrant quels aliments vous font souffrir et en les limitant ou les supprimant, vous pourrez voir clairement les bénéfices sur le long terme. En consommant un régime équilibré et en restreignant les aliments déclenchant les symptômes du SCI, vous pouvez améliorer la fréquence et la sévérité de ces symptômes.

CHAPITRE 5:
COMPRENDRE LES MEDICATIONS

Plusieurs choix médicinaux sont disponibles pour soulager le syndrome du côlon irritable. Ces médications sont essentiellement données à ceux qui souffrent de symptômes de SCI modérés ou sévères. En cas de symptômes légers, ils ne sont pas nécessaires. En d'autres termes, ils ne sont peut-être pas le choix le plus approprié pour vous. Cela est à définir avec votre médecin.

Ces médications sont disponibles sous plusieurs formes. Votre médecin peut en avoir mentionné un grand nombre lorsque vous avez été diagnostiqué.

Parlez-en avec lui si votre médecin ne l'a pas déjà fait ou si vous n'êtes pas certain qu'elles sont bonnes pour vous. Votre situation individuelle peut impliquer une médication différente ou simplement un changement de style de vie.

Les traitements médicamenteux ne sont pas les choses les plus bénéfiques pour traiter les symptômes du SCI. Préférez un changement de style de vie et de régime alimentaire dans votre vie quotidienne. Il est également utile de changer vos niveaux de stress.

Seulement si ces changements ne sont pas suffisants, vous pourriez avoir besoin d'une médication. Jetons donc un œil aux options disponibles.

La première ligne

Les médicaments en première ligne sont sans ordonnance. Souvent, les symptômes du SCI peuvent être suffisamment légers et il n'y a donc pas besoin d'ordonnance. Voici certains de ces médicaments ou traitements pouvant être utiles :

- **Compléments en Fibres.** Comme mentionné plus haut, les fibres sont une partie essentielle pour rester en bonne santé. Dans le cas du SCI, la bonne quantité de fibres est nécessaire pour fournir de l'aide et soulager la constipation. Les compléments en fibres pourraient être la meilleure solution.

- **Médicament anti-diarrhée.** Ce sont des médicaments fournissant l'effet inverse. Ils fonctionneront pour contrôler la diarrhée.

Médicaments sur ordonnance

Voici quelques options lorsqu'il s'agit de soulager les symptômes du SCI. Quelques-uns sont utilisés de la même manière que les médicaments pour la diarrhée ou les fibres.

-·**Médicaments anticholinergiques.** Ces médicaments peuvent aider si vous avez des problèmes avec votre système nerveux. Pour certaines personnes souffrant de SCI, des médicaments régulant l'activité du système nerveux sont nécessaires. Ils sont appelés anticholinergiques. Ils soulagent les spasmes inconfortables, voire douloureux des intestins.

-·**Médicaments antidépresseurs.** Ces médicaments peuvent être nécessaires en raison de la dépression et des douleurs éprouvées. Si c'est le cas, votre médecin peut vous donner un antidépresseur tricyclique ou un inhibiteur de la recapture de la sérotonine également appelé ISRS. Ils aident les symptômes de la dépression, mais aident également au contrôle des intestins via les neurones à l'intérieur du cerveau. Cela inclut les antidépresseurs tricycliques pour la diarrhée et les douleurs abdominales. D'autres, tels que le Prozac ou le Paxil utilisés contre la dépression, peuvent l'être aussi contre les douleurs et la constipation.

En plus de travailler avec votre médecin sur le SCI, vous pourriez avoir également besoin de travailler avec un thérapeute. C'est une situation commune pour ceux que les médicaments antidépresseurs n'aident pas. Dans certains cas, le soulagement peut provenir via une thérapie et la libération du stress lié.

Médicaments conçus pour le SCI

Bon nombre de médicaments peuvent être utiles pour ceux qui font face au SCI. Ils peuvent être ou ne pas être appropriés. Votre médecin déterminera, avec vous, lesquels sont les meilleurs outils possibles pour aider à soulager les symptômes sévères de SCI.

Voici deux médicaments communément utilisés pour traiter le SCI : Alosetron, de la marque Lotronex et Tegaserod, de la marque Zelnorm.

Alosetron

Ce médicament provoque beaucoup de controverses. Il a été retiré du marché aux États-

DECOUVREZ DES MAINTENANT COMMENT MIEUX PROFITER DE LA
VIE

Unis après qu'au moins 197 individus aient subi des effets secondaires sévères et que quatre décès y aient été attribués. Il n'était sur le marché que depuis neuf mois.

Mais les autorités américaines ont décidé d'autoriser de nouveau le Alosetron, avec des restrictions, en juin 2002. Ce médicament est utilisé comme un antagoniste des récepteurs nerveux. Son but est de relaxer les intestins et de ralentir le mouvement de production de déchets dans le bas des intestins, permettant par conséquent de soulager les symptômes du SCI.

De nos jours, il est strictement prescrit. Seules les femmes sont en mesure d'obtenir ce médicament. De plus, uniquement les médecins ayant reçu une formation spécialisée peuvent le prescrire. Il n'est utilisé que dans des cas sévères dans lequel le patient souffre de diarrhée prédominante. Les patients doivent avoir reçu l'assurance qu'aucune autre méthode de traitement de leurs symptômes n'est vraiment disponible et utile.

Si votre médecin vous prescrit ce médicament, il est essentiel de lui parler des effets secondaires possibles et de surveiller de près votre condition pour être assurer de ne souffrir de rien pouvant mettre votre vie en danger.

Tegaserod

Le second type de médicament utilisé pour traiter le SCI est le Tegaserod. Il est bien connu sous le nom Zelnorm. Ce médicament a prouvé son efficacité de bien des manières. Ceux qui souffrent de constipation liée au SCI le trouveront salutaire.

Il fonctionne en imitant l'action du neurotransmetteur sérotonine. Cela aide à placer les nerfs et les muscles des intestins sur le même circuit et par conséquent, soulage la constipation.

Certaines études ont montré que le Tegaserod peut provoquer de sérieux effets secondaires chez certains individus. Si votre médecin vous prescrit ce médicament, vous devriez surveiller votre condition. Si vous notez quelque chose de sévère, il est essentiel de le mentionner aussi vite que possible à votre médecin pour vous assurer que ce médicament était le bon choix pour vous.

Si vous commencez à prendre ces médicaments pour votre SCI, cela ne devrait être fait qu'après avoir mis en place avec succès des changements dans votre style de vie, dans votre régime alimentaire ainsi que dans la gestion de votre stress.

En plus de cela, vous devriez avoir vu un spécialiste qui vous aura prescrit cette médication. Parce qu'ils sont potentiellement angoissants pour certains individus, il est important qu'ils vous soient correctement prescrits.

Autres options

Il existe des médications supplémentaires qui fonctionnent sur ceux qui souffrent de SCI. Un médicament similaire à l'Alosetron est actuellement en essais cliniques.

En complément, le médicament Kappa-opioïde Agonish (Fedotozine) est à l'étude et pourrait être disponible dans quelques années. Ce médicament est un narcotique synthétique qui aide à réduire la douleur dans les intestins. Il est similaire à un opiacé.

Une autre médication appelée Agents Adrénergiques Alpha-2 est également en cours de travail. Cela devrait être disponible dans quelques années. Son effet est de faire fonctionner normalement les intestins tout en soulageant la douleur.

La médication est-elle pour vous ? D'autres options sont encore disponibles afin de vous aider à combattre le SCI. Poursuivez la lecture.

46

CHAPITRE 6:
TRAITEMENTS ALTERNATIFS DU SCI

Nous avons beaucoup parlé des médications et des changements de style de vie nécessaires pour traiter le syndrome du côlon irritable. Il va sans dire que c'est peut-être une des maladies les plus difficiles à traiter parce qu'il existe beaucoup d'inquiétudes au sujet des médicaments.

Il existe d'excellents traitements alternatifs et de remèdes à base de plantes qui se sont montrés utiles pour traiter les symptômes du SCI.

Comme avec tous les traitements alternatifs, il n'existe aucune garantie que cela fonctionnera pour vous. Certains traitements semblent aider plus que d'autres. Pourtant, lorsqu'il est question de trouver de l'aide pour soulager le SCI, tout traitement ayant le potentiel d'être utile doit être exploré totalement.

Dans ce chapitre, nous allons évoquer certaines de

ces options. Souvent, vous pourrez les coupler avec vos autres traitements pour des bénéfices ajoutés.

Pourquoi utiliser des traitements alternatifs ?

Énormément de traitements alternatifs existent pour toutes les maladies. Depuis la grippe commune jusqu'au cancer, ou le SCI, des traitements alternatifs peuvent s'avérer utiles pour vous. Pourquoi considérer leur utilisation ?

Il y a beaucoup de raison et la principale est que l'utilisation de ces traitements est simple. La plupart, spécialement les remèdes à base de plantes, ne possèdent pas les rudes effets secondaires des médicaments chimiques.

Suite à l'apparition de beaucoup de différents problèmes relatifs aux médicaments pour le SCI, de plus en plus d'individus envisagent des méthodes alternatives pour traiter leur SCI.

Thérapies complémentaires

Vous envisagerez ces thérapies complémentaires lorsque vous chercherez des méthodes alternatives aux médicaments. Comme le mot l'indique, elles peuvent être utilisées en complément d'autres médications ou d'autres changements de style de vie.

Souvent, elles sont prises en plus des médications, ce qui rend le résultat final bien meilleur.

Certaines des thérapies complémentaires que vous devriez penser à mettre en place dans votre vie quotidienne incluent:

-·Produits à base de plantes et diététiques
-·Thérapies somatiques telles que l'acupuncture
-·Thérapies basées sur la respiration et le mouvement
-·Thérapies corps-esprit

Virtuellement utilisées pour n'importe quel problème de santé, les bénéfices de ces thérapies existent. Souvent, il n'existe aucun effet secondaire ni aucune procédure excessivement difficile.

Les traitements complémentaires vous permettent de traiter votre personne en entier plutôt que de vous concentrer uniquement sur les symptômes. Beaucoup ne sont pas d'accord avec ce que disent leurs médecins ou n'aiment tout simplement pas l'approche prise. De bien des façons, utiliser des traitements complémentaires vous permet de rester en contrôle de votre propre traitement.

Décomposons maintenant les différents types de thérapies complémentaires que vous pouvez utiliser pour traiter votre SCI. Souvenez-vous : utiliser n'importe laquelle ou toutes ces méthodes, peut améliorer votre santé générale ainsi que votre bien-être général.

Thérapie par les plantes

La thérapie par les plantes utilise les plantes naturelles et les produits à base de plantes pour aider à se sentir bien. Souvent, les remèdes à base de plantes que vous trouverez sont utilisés depuis des milliers d'années par la civilisation chinoise. Certains fonctionnent, d'autres non.

Au sein des thérapies par les plantes conçues pour le SCI, il y a généralement plus d'une série d'ingrédients ou de thérapies. Cela en raison de la manière dont les thérapies sont utilisées. Au lieu de s'occuper de la maladie et de sa progression, les remèdes antiques se penchent sur le type de symptômes dont vous souffrez.

Bien entendu, il est important de réaliser que la majorité des traitements par les plantes disponibles de nos jours ont été modifiés au fil du temps, non seulement en raison des ingrédients disponibles, mais également parce que la maladie a changé.

Les plantes les plus communément utilisées pour le syndrome du côlon irritable incluent :

-·Réglisse
-·Cardamome
-·Rhubarbe
-·Orge
-·L'écorce de mandarine

Lorsque vous les achetez, il est probable que les produits à base de plantes contiennent cinq plantes ou plus. Vous devez faire très attention à l'endroit où vous achetez ces produits afin d'obtenir des produits de qualité.

Sans la plus haute qualité et les formes les plus pures de ces traitements à base de plantes, il est probable qu'ils ne vous apportent aucun des bénéfices permettant de vous aider.

Si vous ne croyez pas que cela fonctionne, vous n'avez rien à perdre à essayer. En fait, certaines études réalisées indiquent une amélioration dans le temps de la condition des patients souffrant de SCI qui reçoivent quotidiennement un dosage de produits à base de plantes. La plupart montraient des signes de symptômes améliorés lors du réexamen.

Voici quelques compléments à base de plantes supplémentaires qui ont prouvé leur efficacité pour améliorer la santé des patients souffrant de SCI.

Gingembre

Le gingembre est un aliment commun permettant de soulager les problèmes de SCI. L'utilisation du gingembre peut se faire de plusieurs manières. Vous pouvez utiliser un traitement d'extrait de gingembre. Quelques gouttes consommées quotidiennement peuvent aider à fournir une aide anti-inflammatoire, mais peuvent également améliorer la qualité de la paroi de votre système gastrique et aider les intestins à faire leur travail.

Essence de menthe

L'huile de menthe est un traitement commun des maladies gastro-intestinales. Faites attention lorsque vous en consommez une grande quantité : il peut provoquer des brûlures d'estomac chez certaines personnes. Mais en général, il s'est avéré bénéfique pour les personnes souffrant de SCI.

Lorsqu'utilisée pour traiter le SCI, l'huile de menthe est utile de différentes manières. Elle aide à baisser la quantité de spasmes musculaires de votre tractus gastro-intestinal. De plus, elle peut aider à traiter d'autres symptômes communs du SCI, tels que les ballonnements et les douleurs dans l'abdomen.

Ajoutez quelques gouttes d'huile de menthe dans votre boisson et vous aurez à disposition un traitement avec un bon goût.

Extrait de feuilles d'artichauts

Partout à travers l'Europe, l'extrait de feuilles d'artichauts s'est montré utile pour traiter le SCI. Il améliore la sécrétion de bile. Toutefois, peu d'études ont été menées jusqu'à présent.

Autres

Il existe d'autres produits à base de plantes pouvant aider à combattre la constipation. Le plus commun est la racine de rhubarbe. D'autres incluent le séné ou l'aloès. Consommer juste un petit peu de ces éléments sous forme de pilules aidera à soulager la constipation.

Thérapie par le mouvement

Une autre thérapie alternative utile est celle du mouvement. Dans ce type de thérapies, les personnes possèdent la capacité d'utiliser leur corps pour se relaxer et aider à traiter les symptômes du SCI. Certaines des meilleures sont le yoga et le Tai-Chi.

Pratiquer le yoga ou le Tai-Chi peut aider de différentes manières. Les mouvements du corps aident à soulager la douleur dans l'abdomen, les ballonnements, les gaz et la diarrhée. Quelques études l'ont démontré, avec des bénéfices surtout à petite échelle.

Mais, pratiquer la thérapie par le mouvement possède d'autres avantages. Par exemple, le yoga peut aider non seulement à atténuer le SCI, mais également à améliorer la santé générale du corps et à maintenir un poids optimal.

La réduction du stress est une des choses les plus importantes à prendre en considération. Lorsqu'il est question d'utiliser la thérapie par le mouvement pour traiter le SCI, vous combattrez le stress de front. Avec ces types d'améliorations, vous pouvez constater des bénéfices à tous les niveaux.

DECOUVREZ DES MAINTENANT COMMENT MIEUX PROFITER DE LA VIE

Ajoutez le yoga ou le Tai-Chi à votre style de vie. Inscrivez-vous à un cours pour débutant. Cela vous permettra d'apprendre les formes réelles de ces thérapies et vous offrira la meilleure des réponses. Pratiquer le yoga chaque jour est recommandé. Cependant, quel que soit le nombre de séances par semaine, le yoga vous procurera des bienfaits.

Thérapie Corps-Esprit

Il existe, comme nous l'avons indiqué plus tôt dans ce livre, une connexion entre votre état émotionnel et les symptômes de SCI dont vous souffrez. Avec l'aide des thérapies Corps-esprit, vous pouvez améliorer votre bien-être général et réduire la quantité et la sévérité des symptômes.

La méditation est une de ces activités. Elle permet à votre corps de se relaxer et à votre esprit d'être calme. Ce sont des choses impératives lorsqu'il est question de combattre le SCI. De plus, une méditation quotidienne permet de soulager le stress.

Un autre genre de thérapie corps-esprit qui a prouvé son efficacité est l'hypnothérapie. Dans certains essais cliniques, elle a prouvé être un outil efficace pour réduire les symptômes du SCI. Pour être bénéfique, vous devrez suivre une session d'hypnose chaque semaine. Pour obtenir les meilleurs résultats, le traitement devra durer plusieurs mois.

Pendant l'hypnose, l'individu se relaxera progressivement. L'hypnothérapie utilise des images ainsi que des sensations apaisantes pour aider à réduire les symptômes.

Avec une hypnose efficace, plusieurs bénéfices peuvent être ressentis, dont le soulagement de la douleur de l'abdomen, la réduction de la constipation et des ballonnements et une amélioration de la qualité de vie générale.

Pour utiliser l'hypnothérapie dans votre traitement du syndrome du côlon irritable, trouvez un thérapeute qualifié et expérimenté. Le plus grand défi pour faire fonctionner l'hypnose est de trouver un thérapeute compétent dans le traitement de votre condition.

Ces méthodes alternatives peuvent se révéler coûteuses. Néanmoins, ces traitements corps-esprit peuvent être bénéfiques.

Acupuncture

Pendant des milliers d'années, l'acupuncture a été

utilisée pour aider à soigner tous types de maladies. Il n'y a aucun doute que vous trouverez des bienfaits dans l'utilisation de cette médecine chinoise. De nos jours, elle est utilisée partout dans le monde et sa popularité ne fait que croître.

Qu'est-ce que l'acupuncture ? Pour ceux qui ne connaissent pas, cela peut ressembler à des pratiques étranges de magicien, mais en vérité, l'acupuncture est plutôt simple à comprendre.

Elle fonctionne sur la théorie qu'il existe des canaux d'énergie appelés méridiens. L'énergie est appelée Qi. Ces canaux courent dans tout le corps. Sur ces méridiens, il existe 360 différents points d'acupuncture. Lorsque vous êtes en bonne santé, l'énergie parcourt aisément le corps via les canaux. Lorsque vous êtes malade, ce flux d'énergie est perturbé d'une manière ou d'une autre. C'est ce qui causerait les symptômes tels que ceux du SCI.

L'acupuncture est utilisée sur des endroits spécifiques de votre corps pour aider à libérer le flux d'énergie.

Que peut faire l'acupuncture pour le SCI ? Elle peut aider pour plusieurs choses. Certaines personnes voient la douleur de leur abdomen soulagée. Les nausées et les ballonnements peuvent également être traités.

Si vous voulez obtenir ces bénéfices, votre premier but est de trouver un acupuncteur expérimenté et qualifié. Ils doivent posséder des références en ce qui concerne l'aide de personnes souffrant spécifiquement du syndrome du côlon irritable.

Souvent, l'acupuncture est encore meilleure lorsque couplée avec les remèdes chinois à base de plantes appropriés, utilisés depuis des siècles.

L'acupuncture est un chemin sans danger à emprunter lorsque le médecin est éduqué et expérimenté. S'assurer de cela permettra de bons résultats.

Probiotiques

Les Probiotiques peuvent être utiles pour traiter le SCI. Ils fonctionnent en altérant la flore intestinale. Les Probiotiques sont des organismes pouvant aider à réguler les bactéries à l'intérieur des intestins. En équilibrant ces bactéries, vous serez soulagés de certains symptômes.

Dans vos intestins se trouve la flore intestinale. Elle est composée de bonnes bactéries. Elle est utilisée pour faire fonctionner correctement le tractus gastro-intestinal. De plus, la flore intestinale, en réalité des organismes présents d'un bout à l'autre des intestins, aide également à conserver sain votre système immunitaire et à fournir la sécrétion de fluides.

Certains pensent que les bienfaits naturels des bactéries peuvent peut-être être utilisés pour traiter le SCI. Pour cette raison, les probiotiques ont été utilisés pour stimuler la flore intestinale. Dans certaines études, les probiotiques ont permis de réduire la quantité de douleur dans l'abdomen. La réduction des gaz est également évidente. Pour certaines personnes, des bénéfices ont été observés dans le fonctionnement de l'intestin.

Vous pouvez aisément acheter des probiotiques dans des magasins de santé ou en ligne. Beaucoup pensent qu'ils sont potentiellement bénéfiques pour les personnes souffrant de SCI, mais des études doivent encore le prouver.

Les thérapies complémentaires sont-elles pour vous ?

Le résultat final de toutes ces différentes options dépend de vous. Certains se contenteront de suivre le chemin des médications traditionnelles. D'autres tireront le plus grand bénéfice en n'utilisant pas ces médications, qui ont généralement des effets secondaires dangereux. Toutefois, le point essentiel est que vous devez faire un choix.

Souvenez-vous que beaucoup de ces thérapies complémentaires peuvent être utilisées conjointement aux médications et aux changements de style de vie recommandés par votre médecin. Si vous n'êtes pas sûr de la manière dont un remède à base de plantes fonctionnera avec les médicaments que vous prenez actuellement, posez la question à votre médecin. Mieux vaut même parler à un phyto-thérapeute.

Il est essentiel de trouver tous les moyens possibles de vous soulager. Les thérapies complémentaires peuvent s'avérer le bon choix.

CHAPITRE 7 :
LA PREVENTION, VOTRE PLUS GRAND BENEFICE

Nous n'insisterons jamais assez : la prévention est la meilleure médecine lorsqu'il est question du syndrome du côlon irritable.

Vous ne devez pas vous soucier du SCI lorsqu'il survient. Vous devez y penser avant et planifier avant que n'apparaissent les symptômes. Parce que nous ne savons pas exactement ce qui cause le SCI, il est encore plus important pour tous ceux qui en souffrent, de faire ce qu'ils peuvent pour l'empêcher d'apparaître.

La prévention est le meilleur outil à disposition. Vous devez garder à l'esprit plusieurs choses.

A bien des égards, votre manière de réagir et ce que vous faites déterminera la sévérité et la fréquence de l'apparition des symptômes. Nous ne pouvons pas soigner le syndrome du côlon irritable, mais nous pouvons faire certaines choses pour prévenir l'apparition des symptômes.

Voici quelques-uns des meilleurs outils disponibles pour combattre le SCI par la prévention.

Votre régime alimentaire : Améliorer votre alimentation est une des meilleures choses à faire pour améliorer votre qualité de vie. Vous avez beaucoup d'opportunités de le faire. Suivez notre conseil et prenez des notes pour tous vos repas. Découvrez ce qui cause les symptômes de SCI les plus prononcés et évitez ces aliments. Bien que les régimes d'exclusion puissent être utiles, vous découvrirez que pour soulager les symptômes du SCI, un régime alimentaire équilibré sera également utile, voire même préférable.

Vous devriez aussi consommer la bonne quantité de fibres. Ceux qui souffrent de constipation auront probablement besoin d'une source supplémentaire de fibres.

Thérapie : Aucun doute à ce sujet : vous devrez travailler avec votre médecin pour établir un traitement approprié à votre condition. Mais vous devriez également envisager la thérapie. Lorsqu'il est question de SCI, il est essentiel de répondre aux besoins émotionnels tout autant qu'aux besoins physiques. Vous devriez donc penser à parler à un psychologue ou à une psychiatre.

En investissant dans quelques sessions avec un psychologue qualifié, vous serez en mesure de réduire les niveaux de stress pouvant rapidement conduire à des symptômes du SCI. Non seulement vous réduirez votre stress, mais vous serez également capable de gérer les événements de votre vie qui le provoquent. Cela vous apprendra à traiter et à soulager le stress de telle manière que vos symptômes seront amoindris.

Faire de l'exercice : Votre corps a besoin de mouvement physique. Vous devrez faire de l'exercice quotidiennement. Cela peut prendre la forme de yoga, de marche ou d'aérobic.

Ajouter de l'exercice physique conserve votre corps en bonne santé et réduit le niveau de stress. Il est facile de marcher ou de suivre un programme de yoga avant chaque journée de travail. Cela peut vous aider à stopper les symptômes du SCI avant même qu'ils ne soient apparus.

Thérapie de l'esprit : Nous avons mentionné la thérapie, mais vous pouvez faire bien d'autres choses par vous-même pour réduire ou prévenir le SCI. La méditation est un excellent outil. Prenez le temps nécessaire pour nettoyer votre esprit. Cela aidera à réduire le stress et vous donnera le temps de vous relaxer.

Un excellent moyen de le faire est de rentrer à la maison et de prendre un bain. Ou trouver le temps avant ou après le travail, lorsque tout le monde est au lit, pour vous relaxer quelques minutes, seul avec vos pensées.

Biofeedback : Une excellente technique à apprendre pour réduire le stress. Vous apprendrez comment l'accomplir avec l'aide d'une machine. Elle réduit la tension musculaire et vous aide à ralentir votre rythme cardiaque. Même si une machine vous aide à le faire en premier lieu, le but est de vous montrer comment vous pouvez gérer le stress plus efficacement par vous-même.

Parler à votre médecin des opportunités de biofeedback. Dans la plupart des cas, vous pouvez le réaliser dans des centres médicaux et vous pouvez en apprendre plus dans les hôpitaux.

Hypnose : Comme mentionné plus haut, l'objectif de l'hypnose au sujet du SCI est de baisser la quantité de douleur éprouvée. Avec un hypnotiseur qualifié, vous tirerez via la relaxation, des bénéfices pour quelques-uns ou tous les symptômes dont vous souffrez. Il a été prouvé que cette méthode est efficace pour réduire le nombre d'épisodes de crampes abdominales douloureuses et de ballonnements.

En plus de la relaxation, un hypnotiseur compétent peut aider à prévenir le déclenchement de symptômes sévères en vous apprenant comment les arrêter avant qu'ils n'apparaissent. Par exemple, vous apprendrez comment relaxer efficacement vos muscles intestinaux simplement en imaginant qu'ils sont dans un état sans heurt et relaxés.

Respiration : Les techniques de respiration correcte peuvent beaucoup aider ceux qui souffrent de SCI. Apprendre comment respirer correctement fera une énorme différence. Maintenant, alors que vous lisez cela, vous respirez probablement depuis votre poitrine. Mais vous pouvez contrôler vos niveaux de stress et vous relaxer plus facilement si vous apprenez à respirer via votre diaphragme.

Asseyez-vous bien droit et respirez de manière à ce que votre estomac se dilate. Lorsque vous soufflez, les muscles de votre estomac se relaxeront naturellement. Pendant cette relaxation, vous découvrirez que vous permettez également aux muscles de votre abdomen de se relaxer, ce qui à son tour, réduira la pression et la douleur amenées par le SCI.

La prévention est votre objectif lorsque vous combattez le SCI. Même si vous ne pouvez pas accomplir toutes ces différentes techniques, essayez de trouver dix à vingt minutes par jour pour faire quelque chose de relaxant. Faites-le, cela vous aidera à vous sentir mieux et à réduire la fréquence des symptômes du SCI.

Pratiquer une ou deux de ces mesures préventives fera une énorme différence en ce qui concerne votre bien-être et de votre santé.

CONCLUSION
VOTRE LISTE DE CHOSES A FAIRE

Le syndrome du côlon irritable est une maladie que vous aurez probablement à affronter pendant de longues années. Mais avec les outils et les méthodes efficaces, vous pouvez gérer votre SCI de manière à réduire la fréquence et la sévérité des symptômes.

Voici la liste des choses à faire.

1. Gérez votre régime alimentaire. Déterminez quels aliments aggravent vos symptômes, supprimez-les ou limitez-les. Consommez assez de fibres. Ne mangez pas trop en une seule fois.

2. Découvrez si votre SCI sévère réclame une médication. Travaillez avec votre médecin pour découvrir les meilleurs médicaments.

3. Réduisez votre stress. La prévention est la meilleure médecine pour réduire le stress. Utilisez n'importe laquelle des méthodes que nous vous avons présentées pour vous aider à gérer plus

efficacement votre stress.

4. Envisagez et utilisez des traitements alternatifs. Un ou plusieurs seront vraiment efficaces.

5. Restez informé et gérez votre santé. Informez-vous au sujet des dernières études et des traitements les plus récents. Gérez votre propre santé en traitant vos symptômes via un traitement de l'ensemble de votre corps.

Prévenir les symptômes du SCI n'est pas impossible. C'est un défi. Votre meilleur pari est de commencer par l'étape numéro un puis d'avancer. N'essayez pas de tout changer en une fois. Au contraire, travaillez à améliorer votre santé en changeant une chose à la fois. Bientôt, vous découvrirez que le syndrome du côlon irritable est quelque chose que vous pouvez dominer.

MERCI

Je vous remercie, chère lectrice ou cher lecteur, d'avoir pris le temps de lire ce livre jusqu'ici.

Merci d'autant plus si vous voulez bien prendre deux minutes supplémentaires pour laisser un commentaire sur le site sur lequel vous vous êtes procuré ce livre, en précisant les raisons qui vous l'ont fait aimer.

Si vous pensez que ce livre pourrait servir utilement à d'autres personnes, ces dernières vous en seraient certainement reconnaissantes de leur en faire savoir l'existence. Grâce à vous, elles pourront profiter plus agréablement de la vie.

Merci.

Eric Tairin

DU MEME AUTEUR

- Troubles Bipolaires : Mieux les connaître pour mieux se débarrasser de ces souffrances, 2014.

- Relations Incomprises : Découvrez l'âme des autres et exprimez votre charisme avec la gestuelle, 2014.

- Syndrome de Fatigue Chronique : Faire face et guérir au plus tôt, 2014.

- Vaincre l'insomnie : Trouvez rapidement un sommeil reposant, 2015.

Tous ces livres sont disponibles en version numérique et en version imprimée.

D'AUTEUR ASSOCIE

Livres de l'auteur associé Philippe Brioud :

- Guide pratique comment maigrir sans régime et sans sport, perdre du poids rapidement et durablement. Méthode simple et alimentation naturelle pour votre perte de poids; 2016.

- Comment atténuer ses crises d'angoisse et son anxiété puis s'en affranchir; 2013.

Quelques commentaires de lecteurs :
Note 4/5: "Livre Excellent. Bien écris .A pratiquer"
Note 5/5: "Excellent Merci pour les conseils ils sont très efficaces !"
Note 4/5: "Très bonne lecture.
Agréable à lire. Je me suis retrouvée dans les crises d angoisse décrites dans ce livre. Ce qui m à fait réaliser que je n étais pas seule à les vivre et que je pouvais m en sortir avec quelques techniques de vie pour regagner la confiance en moi qui me manquait. Je recommande ce livre simple pour une prise de conscience de ce qu est l angoisse dans nos vies. Bonne lecture à vous. Simple mais utile."

Tous ces livres sont disponibles en version imprimée et électronique.

www.ingramcontent.com/pod-product-compliance
Lightning Source LLC
Chambersburg PA
CBHW031323250726
48656CB00005B/1935